DE L'ÉTRANGLEMENT

DANS LES

HERNIES

PAR

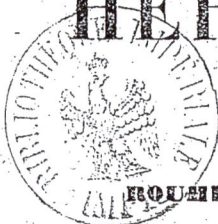

BOUHIEUX Victor,

Ex–Chirurgien externe des Hôpitaux civils de Toulon ;
Ex–Chirurgien externe des Hôpitaux civils de Montpellier ;
Médaille du Choléra (1854) ;
Ex–Chirurgien interne (par intérim) des Hôpitaux de Marseille ;
Ex–Chirurgien Sous–Aide–Major ;
Membre de la Société médicale d'émulation de Montpellier ;
Médecin interne de l'Asile public des Aliénés
de Marseille .

MARSEILLE.

IMPRIMERIE GRAVIÈRE, RUE PARADIS, 25.

1860.

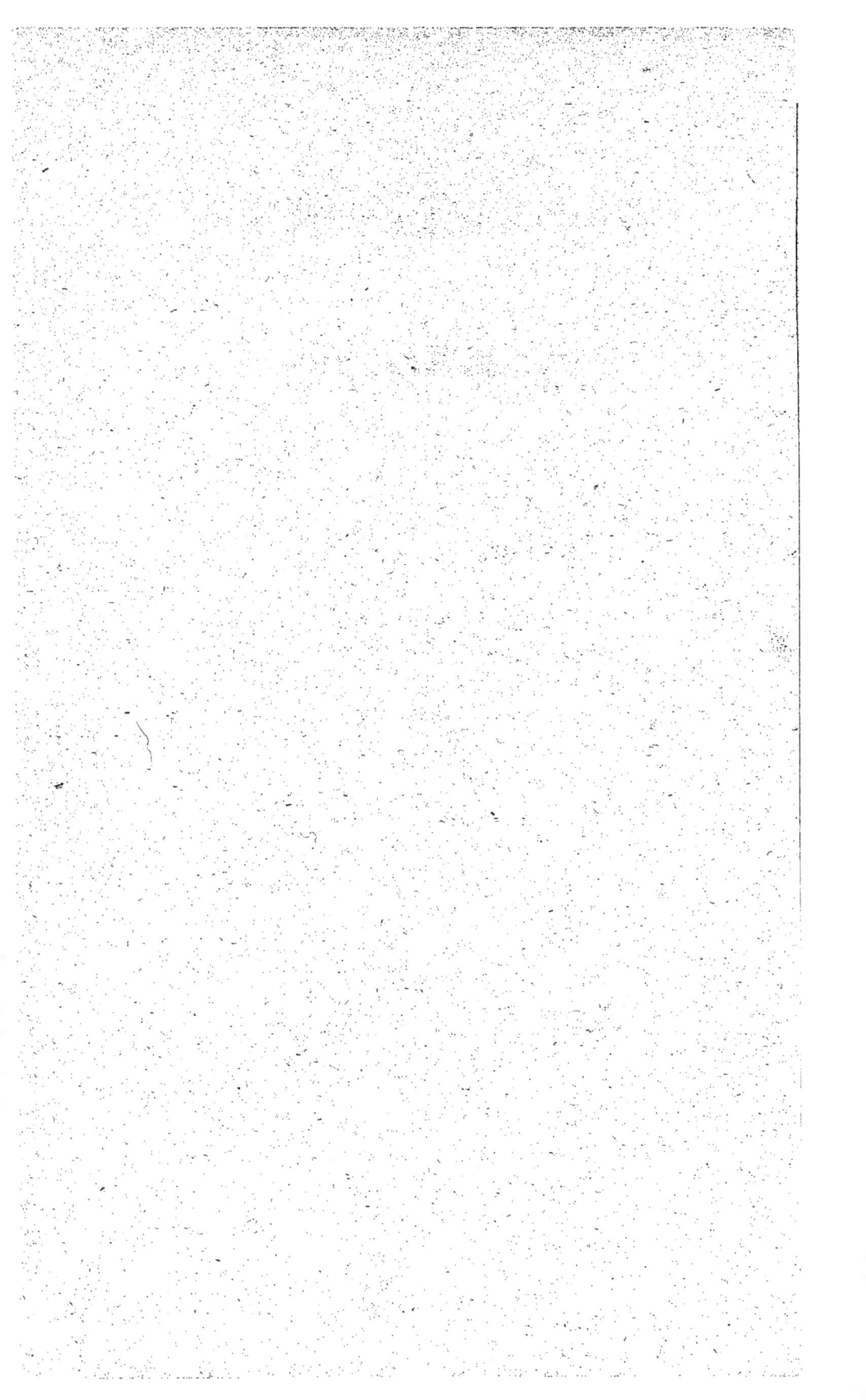

DE L'ÉTRANGLEMENT

DANS LES

HERNIES.

La hernie consiste dans le déplacement de l'intestin qui, poussé hors de la cavité abdominale, se porte au dehors pour former une tumeur plus ou moins saillante au pli de l'aine. Il y a étranglement dans la hernie, lorsque les viscères déplacés éprouvent une constriction qui gêne la circulation sanguine et celle des matières stercorales, qui s'oppose à la rentrée dans l'abdomen de l'intestin, et donne lieu à des symptômes fâcheux.

Pendant longtemps cet accident fréquent et redoutable a été méconnu par les auteurs, et ce n'est guère qu'à l'époque de Franco que l'étranglement a été entrevu.

Jusqu'au XVIe siècle, il n'était question que de l'engouement et l'on n'apercevait que ce genre de tumeur. A la vérité, l'étranglement à cette époque devait être moins fréquent qu'il ne l'est de nos jours par suite du manque de soins pour maintenir la hernie. Les appareils d'alors étaient aussi très couteux et encore plus défectueux, pour s'en convaincre il n'y a qu'à consulter les leçons cliniques de Malgaigne sur ce point (1). On y verra que la première application des bandages métalliques proprement dits ne remonte pas au delà du XIVe siècle, et que ce moyen thérapeutique, oublié et repris à diverses époques, n'entra définitivement dans la pratique qu'au commencement du XVIIe siècle. Franco vivait un peu avant cette dernière époque.

Ce chirurgien, comme on sait, est l'inventeur de l'opération de la hernie étranglée.

À l'exemple de ses prédécesseurs, il attribua d'abord les accidents herniaires à la rétention des matières fécales ; c'est-à-dire à l'engouement. Cette opinion qu'il modifia par la suite, le conduisit à élargir par une incision, le *portion du péritoine*, que nous nommons le collet du sac.

Avant cette époque, il est vrai que Héraclide de Tarente, que Célius Aurélianus, que Celse avaient parlé de l'accumulation des matières fécales dans un intestin hernié, comme propre à déterminer des symptômes graves : que Proxagoras avait donné l'idée d'un procédé opératoire, que Léonide et Archigène avaient insisté sur les moyens propres à la ré-

---

(1) Malgaigne. Leçons cliniques sur les hernies, recueillies par Gelez. — Paris, 1841. — Page 82.

duction. Les connaissances anatomiques précises manquaient pour oser entreprendre une pareille opération.

Nous arrivons ainsi jusqu'au XVIIe siècle pendant lequel, Riolan, Dioris, décrivent les anneaux fibreux de l'abdomen.

L'étude de ce sujet prend plus tard un plus grand développement par les travaux d'Arnaud et de Ledran sur l'étranglement au collet du sac. Les observations de J. L. Petit et de l'académie de chirurgie viennent après mieux éclairer la question que les travaux de Scarpa, de Boyer, de Dupuytren et de Cooper qui les placent au rang de maladies connues et des opérations réglées. Les causes de l'étranglement sont connues ainsi que les moyens d'y remédier ; ce point de l'étranglement qui doit être attaqué par le bistouri est désigné d'avance et varie suivant le siége de la hernie.

Seulement à cette époque on ne voyait que trop souvent l'étranglement par les anneaux, et il fallut le travail de M. Malgaigne sur le siége des étranglements pour que le rôle des anneaux dans l'étranglement ne fut pas taxé d'exagération. Mais en revanche, ce professeur distingué eut le malheur de tomber dans un excès contraire en niant tout à fait la possibilité de l'étranglement par les ouvertures fibreuses. Pour lui c'était toujours le collet du sac qui était cause de l'étranglement ; et il ne voulait d'autres preuves que les observations citées dans les auteurs de la persistance de l'étranglement après la réduction des hernies (1).

Il y avait tellement de l'exagération dans la manière de voir que les opposants se montrèrent de tout côté. Les observations contre sa théorie furent publiées par des hommes compétents.

Voici les arguments qu'invoque M. Malgaigne :

1° Si l'anneau inguinal étranglait une hernie, il devrait étrangler en même temps le cordon spermatique qui traverse la même ouverture.

2° Le collet du sac, lorsqu'il existe est plus étroit que les anneaux inguinaux; il peut donc seul alors étrangler la hernie. Or, les seules hernies qui puissent l'étrangler ont toujours un sac à collet plus ou moins serré.

3° Enfin et surtout, il n'y a pas une seule observation démontrant sans réplique la réalité de l'étranglement par les anneaux. La méthode de J. L. Petit qui consiste à débrider l'anneau sans ouvrir le sac, échoue souvent, et lorsqu'elle réussit, c'est parce que l'opération, à la faveur de l'incision, touche de plus près les parties qu'il veut réduire. Ne voit-on pas souvent, après la simple incision du sac, la réduction

---

(1) Dupuytren. — Leçons orales de clinique chirurgicale, tome III. 556 et suivantes.

devenir possible sans qu'on ait pourtant débridé ni le collet ni les anneaux ?

M. Laugier s'est élevé contre les conclusions de M. Malgaigne. Il refute de la manière la plus péremptoire cette objection, que si l'étranglement avait lieu aux anneaux, le cordon testiculaire devrait, comme les parties herniées être frappé de gangrène dans la hernie inguinale, et la circulation être interrompue dans la hernie crurale, par la compression des vaisseaux cruraux.

M. Laugier établit sans peine que l'étranglement circulaire d'un canal large et à surfaces minces et dépressibles comme un intestin, n'est nullement comparable à la simple pression latérale subie par les parties contigües d'une structure différente. M. Laugier étudiant directement les faits, en cite plusieurs dans lesquels l'étranglement siégeait à l'anneau (1).

M. Diday vient à son tour exposer les raisons sur lesquelles il se fonde pour repousser une doctrine exclusive et exagérée. Ces raisons sont d'une importance réelle et méritent d'être reproduites.

1º M. Ledran a reconnu, dit M. Diday, que les hommes dont la hernie n'est pas soutenue par un brayer, ont l'entrée du sac fort large. M. Malgaigne professe aussi que toute hernie inguinale volumineuse

---

(1) Bulletin chirurgical, tome II.

qui n'est pas contenue, ne présente pas de collet, c'est-à-dire d'épaississement ou de transformation fibreuse du péritoine. L'excellent traité de M. Jules Cloquet renferme de nombreux exemples de cette absence du collet, et les observations légitiment les conclusions de ce professeur : ce que dans les sacs coniques et peu volumineux, le péritoine n'offre souvent, au niveau de l'orifice herniaire, aucune différence appréciable dans son épaisseur et son organisation ; il semble simplement se réfléchir et se mouler sur l'anneau aponévrotique. »

M. Malgaigne osera-t-il soutenir que toutes ces hernies sont à l'abri de l'étranglement ? Il devrait en être ainsi cependant, si l'étranglement ne peut jamais avoir lieu qu'au collet. Ici, pas de collet, donc nul étranglement possible, donc inutilité d'astreindre les malades à porter un bandage, conséquence implicite qu'aucun homme prudent ne voudrait avoir émise.

2° Dans les hernies étranglées aussitôt que produites, le collet n'a pas eu le temps de se former, peut-il être la cause des accidents ? Évidemment non. Aussi M. Malgaigne nie-t-il qu'une hernie se soit jamais étranglée au moment de son apparition ; mais rien ne démontre la vérité de cette proposition, et M. Diday la combat par huit exemples qui semblent irrécusables. M. Begin a vu aussi un cas remarquable d'étranglement immédiat. Un garçon meunier chargé d'un sac de farine, éprouve, en descendant les marches d'un escalier, un craquement dans l'aine, où une hernie venait de se développer. Jamais le malade, soumis aux plus rudes travaux de sa profession, n'avait eu des tumeurs dans cette région ; l'étranglement se déclare et M. Begin est obligé d'opérer. Comment nier ici l'étranglement immédiat ?

3° Les hernies du cœcum ont pu s'étrangler, et pourtant il n'y a pas de sac. J. L. Petit en cite un exemple ; Morand un autre ; Scarpa, deux. A quoi dans ces cas attribuerez-vous l'étranglement ? Si ce n'est à l'anneau.

4° Dans une foule de cas on s'est borné à débrider les anneaux et l'étranglement a été levé. M. Diday a choisi quatorze exemples authentiques empruntés à Ledran, à A. Cooper, à Bérard et à Bonnet de Lyon.

Comment donc l'étranglement aurait-il pu disparaître, puisqu'on en avait pas détruit les causes ; et n'est-ce pas la preuve que la constriction dépendait des anneaux et nullement du collet du sac.

5° L'examen cadavérique démontre également que souvent le collet du sac n'est pas la cause de l'étranglement. A l'autopsie d'une malade, opérée par M. Sanson, d'une hernie crurale produite subitement dans un effort pour aller à la selle, M. Teissier constate que le sac de peu d'étendue très rétracté vers l'abdomen, ne présentait pas, comme dans les anciennes hernies, de cordon fibreux blanchâtre, appa-

rent sous la surface séreuse. Dans un autre cas d'autopsie « quelques personnes, dit M. Diday, s'autori-
sant du mémoire de M. Malgaigne, soutenaient que
l'étranglement avait eu lieu au collet; mais je pus
facilement les détromper en leur montrant par la dis-
section que le péritoine, dans le point où il corres-
pondait à l'ouverture de la paroi abdominale, n'avait
que son épaisseur naturelle. »

M. Diday cite encore l'observation suivante :

« Après un débridement en dehors du sac, opéré
par M Bonnet, pour une hernie crurale, et une réduction facile, la mort étant survenue, on trouva à l'autopsie le sac entier : il offrait deux structures circu-
laires correspondant aux deux orifices du canal; l'une
à sa jointure avec le péritoine abdominal, l'autre à
sept lignes plus bas. Peu développé entre ses sillons,
il prenait au-dessous de l'inférieur le volume de
l'extrémité du pouce. Sa cavité contenait quelques
fausses membranes. Les parois étaient constituées
par le péritoine doublé d'un peu de tissu cellulaire
graisseux et recouvert d'une couche fibreuse mince ;
les points correspondant aux deux rétrécissements
n'offraient pas d'hypertrophie sensible. »

Telles sont les cinq principales objections dévelop-
pées par M. Diday dans la *Gazette Médicale* de 1840.

M. Sédillot (1) vint exposer à son tour quelques

_____

(1) Annales chirurgicales françaises, tome V.

faits qui lui sont personnels et qui au point de vue de la pathologie, de la physiologie, de la médecine opératoire et de l'anatomie pathologique, confirment la doctrine de l'étranglement par les anneaux, si justement professée par tous les chirurgiens.

La première observation est relative à un homme de 44 ans, porteur d'une hernie scrotale gauche depuis trois ans Elle était maintenue par un bandage ; ce qui n'empêcha pas, dans le mois de janvier 1842, la sortie d'une certaine quantité d'intestin qu'il fut impossible de faire rentrer dans la cavité abdominale, malgré le taxis répété. Après 48 heures d'attente et de tentatives infructueuses, il fallut se décider à l'opération que l'état sérieux du malade réclamait. En incisant couche par couche l'on parvint sur le sac et on l'incisa à son tour. Après ce, M. Sédillot porta le doigt entre l'intestin et le collet du sac, put pénétrer dans ce dernier, et rompre quelques adhérences déjà formées, ce qui démontre le peu d'énergie de la constriction ; cependant la réduction essayée avec soin resta impossible.

Comme l'intestin avait été déprimé circulairement par l'étranglement, M. Sédillot débrida sur plusieurs points avec le bistouri boutonné porté sur la pulpe du doigt indicateur gauche. Quoique l'étranglement fut léger il fallut cependant agrandir largement l'anneau, et ce fut seulement alors que la réduction devint possible, après qu'on eut attiré l'intestin hors de la plaie pour s'assurer de l'intégrité de ses tuniques.

« Nous ferons remarquer, dit M. Sédillot, combien la constriction produite par l'étranglement était peu considérable, puisqu'il fut possible d'introduire l'extrémité du doigt entre l'intestin et le collet du sac herniaire. On voit donc que ce collet, à supposer qu'il existât était peu marqué, ce qui n'est guère en rapport avec les idées de M. Malgaigne. Pour lui, dans toutes les hernies anciennes contenues par un brayer, le collet se resserre et s'épaissit..... Le doigt porté sous le collet du sac n'avait reconnu ni froncements, ni indurations, et le bistouri du atteindre les tissus aponévrotiques environnants.

Dans la seconde observation il s'agit d'une femme âgée de 40 ans ayant eu une hernie crurale, réductible, du côté gauche, datant de huit ans. Une hernie de même nature s'est produite du côté droit, il y a environ un an ; celle-ci rentrait avec une certaine difficulté. A la suite d'un effort cette hernie s'est reproduite et la réduction n'a plus été possible. Toutes les manœuvres ayant été inutiles et la malade se trouvant menacée d'une mort prochaine si une amélioration ne survenait dans son état, M. Sédillot fit l'opération. Le sac une fois ouvert, l'intestin était si fortement étranglé que l'angle du doigt ne pouvait être introduit au-dessous de la constriction . M. Sédillot glissa une sonde cannelée dans l'étranglement, et avec un bistouri droit pointu, qui peut seul être employé, il incisa le collet et l'anneau en haut et en dehors, ce qui eut lieu avec un craquement très-distinct.

L'élargissement produit par ce premier débridement n'étant pas suffisant, on en fit un second un peu en dedans du premier, puis un troisième sur le ligament de Gimbernat. La réduction fut alors possible et facile.

Quel était le siége de l'étranglement? Etait-ce l'anneau ou le sac herniaire? La question est ainsi mal posée, et dans un grand nombre de cas, l'étranglement n'est pas dû à l'une ou l'autre de ces causes, mais dépend en même temps de toutes deux. Admettons, comme cela est très supposable, que le collet du sac, jouât un rôle actif dans la constriction, pense-t-on qu'après l'incision du collet, la réduction eut été obtenue, et que l'étranglement eut été levé? Nous avons évidemment la preuve du contraire dans l'étranglement éprouvé par le collet lui-même, étranglement tel comme nous l'avons fait remarquer, qu'il était impossible d'y introduire l'ongle du doigt. Sans doute on peut dire avec raison que le collet est étranglé, quand il forme un cercle fibreux, résistant, et d'un diamètre plus petit que celui de l'anneau qui l'entoure ; mais quand le péritoine reste appliqué sur l'anneau, qu'il est froncé et pressé de toutes parts par ce dernier qui le comprime immédiatement, le collet du sac agit d'abord d'une manière passive, puis si l'inflammation

s'en empare, l'indure et l'épaissit, il contribue à son
tour à produire activement l'étranglement ; mais la
preuve qu'il n'agit pas seul ni indépendamment de
l'anneau, c'est qu'il reproduit la forme de celui-ci,
qu'il n'en est qu'un revêtement et qu'en le divisant
on ne leverait pas l'étranglement.

Les anneaux ne représentent pas sans doute une
constriction active comme celle que déterminerait la
main par exemple, les hernies s'étranglent passive-
ment, comme on l'observe pour la verge introduite
dans un anneau de fer ou une anse de corde.

Le troisième fait est relatif à une femme âgée de
trente-huit ans, d'une constitution biloso-nerveuse.
Elle fut atteinte, il y a quatre ans, d'une hernie crurale
gauche dans un effort qu'elle fit pour soulever un far-
deau. La réduction ne se fit pas sans difficulté, elle
mit un bandage qu'elle ne quitta plus, et qui n'empêcha pas la hernie de se reproduire à plusieurs reprises.
Un jour à la suite d'une chute elle sentit une douleur
très vive sous le pli de l'aine gauche, et consécutivement une tumeur globuleuse s'y développa ; la hernie
fut alors irréductible ; des douleurs abdominales vio-
lentes, le sentiment d'une barre transversale compri-
mant le ventre, les vomissements, la cessation com-
plète des évacuations alvines suivirent de près cet
accident. Les vomissements persistent vingt quatre
heures après ; hoquet, constipation opiniâtre, anxiété

très-vive. Le taxis devenu inutile l'opération est sur le champ pratiquée.

Le sac herniaire fendu dans toute sa hauteur, l'on reconnait par des tractions qu'il est solidement fixé à l'anneau. L'étranglement est tel que l'extrémité du doigt ne saurait être glissée sous la constriction. Trois débridements sont pratiqués sur le cercle constricteur et un sur le ligament de Gimbernat.

Il a fallu quatre débridements de plusieurs millimètres pour que la réduction fut possible, et c'est à nos yeux la preuve que le collet du sac ne le constituait pas entièrement ; autrement une incision portée sur lui, eut suffi pour lever l'étranglement.

M. Velpeau vint enfin à son tour confirmer les preuves avancées par MM. Diday et Sédillot.

Avant d'aller plus loin une petite explication est nécessaire pour mettre sur un point M. Malgaigne, d'accord avec tout le monde. On admet depuis longtemps et d'après l'observation de tous les chirurgiens, depuis Arnaud et Ledran jusqu'à Dupuytren et A. Cooper, que la hernie crurale est celle sur laquelle on observe le plus souvent l'étranglement par un anneau fibreux. Tous en effet avaient pu constater en opérant des hernies crurales, que le doigt placé entre le collet et l'anneau sentait une constriction extrêmement forte, due nécessairement à ce dernier ; d'un autre côté, on avait plusieurs fois bien constaté l'anneau fibreux sur le cadavre, et enfin les opérations sans ouverture du sac, faites avec succès par J. L. Petit, Bérard et Bonnet de Lyon fournissaient encore une preuve irrécusable. Cet argument posé sur des faits semblait ébranler la doctrine de M. Malgaigne. Mais celui-ci avait conservé une ressource jetée çà et là dans son mémoire, et à laquelle on ne faisait pas attention. Il avait eu la prudence de ne pas nier l'étranglement par un anneau fibreux accidentel appartenant au *fascia cribriformis*, et ce fut là son principal moyen de défense : il répondit à MM. Diday, Sédillot et Velpeau que tous les faits cités par eux étaient des cas d'étranglement par l'anneau du *fascia cribriformis* ; or il n'avait prétendu nier que l'étranglement par les anneaux naturels et non pas celui par les anneaux accidentels ; ce qu'il demandait c'était un exemple bien avéré d'étranglement par l'anneau central, tel que le décrivent tous les anatomistes. Cet exemple n'a pas été rapporté et il est facile de comprendre qu'il ne le sera pas. Un des points importants que M. Malgaigne aura contribué à mettre en évidence c'est la presque impossibilité de cette espèce d'étranglement. Mais faut-il conclure de là que l'étranglement par le collet du sac est très commun dans la hernie crurale ? Non, et voilà précisément ce que M. Malgaigne avait le tort de faire entendre, et ce que ses adversaires avaient raison de ne point accepter. En effet, le travail de M. Demeaux (thèse de Paris 1842) est venu généraliser des faits incomplétement établis par Thompson et admis jusque là, comme exceptionnels, seulement par M. Velpeau et M. Malgaigne.

M. Demeaux a démontré que la hernie crurale, pour arriver sous les ligaments, traversait presque toujours, entre l'anneau généralement décrit, un des orifices placés sur la paroi de l'infundibulum femorali vasculaire pour le passage de vaisseaux sanguins ou lympathiques; il a bien établi que cet orifice était, dans la plupart des cas, le siège de l'étranglement. Or, les ouvertures signalées par M. Thompson sont les mêmes que celles signalées par M. Malgaigne sur le fascia cribriformis. Aujourd'hui donc, il ne faut plus parler de l'étranglement par l'anneau crural. Mais il n'est pas moins vrai et M. Malgaigne le reconnait lui-même, que la doctrine ancienne est toujours la bonne, et que la hernie crurale s'étrangle habituellement par un anneau fibreux.

Dans l'étranglement relatif aux hernies inguinales nous ne pourrons mettre M. Malgaigne d'accord avec tout le monde.

L'étranglement par l'anneau inguinal externe n'est pas commun; Dupuytren et Bérard l'ont dit et prouvé déjà.

Mais enfin, peut-il exister quelquefois? Nous sommes portés à le penser, d'après les faits assez nombreux dans lesquels J. L. Petit a débridé sans ouvrir le sac, d'après une observation de Ledran,

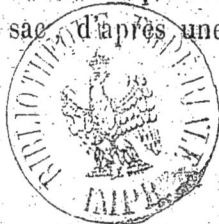

aussi détaillée que possible à cet égard, et d'après un fait rapporté par Petit.

D'ailleurs si l'on conservait des doutes sur l'étranglement par l'orifice externe du canal inguinal, je ne comprends pas qu'il puisse en rester encore sur l'étranglement par l'orifice abdominal. Il a été suffisamment démontré par A. Cooper et Velpeau, à qui l'on doit la connaissance et la description de cette variété importante de la hernie inguinale étranglée; et pour m'en tenir seulement aux preuves données par le chirurgien français, je dirai que M. Velpeau a débridé plusieurs fois dans ce point entre l'ouverture fibreuse, et qu'il a réduit sans toucher au premier. Dans un cas (*Gazette des Hôpitaux* 1842), il a fait voir à sa clinique, et toucher par plusieurs de ses élèves, l'anneau fibreux sur le collet qu'il a trouvé ensuite mince et extensible après le débridement. Une vérité si bien établie a-t-elle besoin d'une autre démonstration? Et celle-ci ne peut-elle pas suffire en attendant que les autopsies soient venues apporter de nouvelles lumières?

B. *Rétrécissement du sac.* — Ledran a parlé le premier de l'étranglement par le collet: des deux observations qu'il rapporte, une surtout est très concluante; il s'agit d'une hernie crurale, dont la réduction n'a pas empêché la persistance des accidents. On a reconnu à l'autopsie qu'il y avait eu réduction en masse, et que le sac, rétréci en un point, avait continué d'étrangler après la rentrée de la hernie dans le ventre.

Arnaud s'est occupé de ce sujet à la même époque, et il a rapporté en particulier, un cas dans lequel le collet, très rétréci, était demeuré très épais et semblable au cartillage, au point de vue de la résistance. Les faits publiés ensuite par Pott et Scarpa, ceux plus récents invoqués par Dupuytren, Bérard et M. Malgaigne sont de la dernière évidence. Tantôt il s'agit de réduction en masse comme dans le cas de Ledran, et les symptômes d'étranglement persistent ; tantôt ce sont des autopsies de hernies non opérées, ou bien enfin des opérations dans lesquelles on a constaté que le collet du sac, libre dans l'anneau fibreux, était étroitement appliqué sur l'intestin ou sur l'épiploon.

Pour que le collet du sac puisse produire l'étranglement, il faut de toute nécessité, que la hernie ait une certaine ancienneté, ou du moins que la partie de péritoine formant le sac soit sortie déjà depuis un certain temps. Voici ce qui se passe alors : le sac se grève par un déplacement du péritoine, que poussent en avant les viscères, ou qu'un peloton graisseux entraîne lentement et peu à peu. Alors il est réduit à une lame trop extensible et trop mince pour opérer une constriction. Puis, à mesure que la hernie devient ancienne, le corps de ce sac prend des adhérences plus ou moins internes avec le tissu cellulaire ambiant, et en même temps des modifications importantes peuvent se faire au niveau des points qui correspondent aux anneaux fibreux. Là d'abord les plis qu'a formé le péritoine en descendant, contractent des adhérences les unes avec les autres ; ces plis, devenus adhérents s'effacent ; ainsi le collet du sac a perdu l'extensibilité que lui donnaient encore ces plis, et sa circonférence se met en rapport avec celle de l'anneau fibreux correspondant. En outre, le tissu cellulaire extérieur au collet s'hypertrophie, devient plus doux, plus épais ; il passe enfin à l'état fibreux, et cet épaississement, cette transformation ne s'opère pas sans que l'ouverture diminue.

Il peut arriver que la séreuse seule soit rétrécie sans que le tissu cellulaire extérieur ait subi une hypertrophie et une condensation notable.

Le travail dont je parle est loin d'arriver dans tous les cas, il s'accomplit au moyen d'une légère inflammation de la surface séreuse pour la disparition des plis et du tissu cellulaire extérieur pour la transformation fibreuse ; il est dû enfin à cette légère irritation que le péritoine subit en passant dans un orifice étroit où il est gêné et qui le force à se mettre en contact avec lui-même. On comprend dès lors que l'action du bandage, augmentant encore cette gêne de la séreuse au niveau de l'anneau, doive favoriser les transformations dont nous avons parlé.

Remarquons d'ailleurs, pour revenir sur les ouvertures fibreuses, la part qu'elles prennent encore à l'étranglement par le collet du sac ; ce sont elles qui provoquent les conditions favorables à cet étranglement, ce sont elles qui le rendent possible.

Il peut arriver même que ces deux parties (anneau et collet), se réunissent et se confondent dans les mêmes transformations. Alors elles sont aptes à produire en même temps la constriction, sans qu'il soit possible de dire laquelle des deux y contribue plus que l'autre. C'est là, pour le dire en passant, ce qui rendra peut-être longtemps difficile la démonstration par l'autopsie que demande M. Malgaigne. En effet, les autopsies de cette espèce ne reviennent pas tous les jours, et dans le petit nombre de celles qui seront faites, on pourra rencontrer la disposition que je signale et dont je ne saurais garantir la fréquence. A. Cooper l'a trouvée dans plusieurs cas, et M. Gosselin l'a vue sur un sujet disséqué à l'Hôtel-Dieu par M. Maisonneuve.

On ne rencontre habituellement qu'un seul rétrécissement du sac herniaire, et il correspond à l'ouverture fibreuse. Mais, dans certains cas, le collet primitif hypertrophié, étroit et non adhérent aux parties voisines, est descendu. Alors la portion du péritoine qui le remplace forme un nouveau collet, et celui-là peut rester mince et extensible, ou bien subir à son tour les mêmes transformations que le premier. Nous arrivons ainsi à deux conclusions importantes : d'abord, un rétrécissement du sac peut étrangler les viscères ailleurs qu'au niveau des anneaux dans le corps même de la hernie ; et ensuite plusieurs collets peuvent produire chacun un étranglement.

Arnaud signale des faits de cette espèce.

Peut-être est-il possible qu'un resserrement particulier survenu dans le sac suffise à produire une constriction ; il ne serait pas alors indispensable d'invoquer la descente du collet pour expliquer l'étranglement dans le corps même de la tumeur.

Le sac herniaire peut produire la constriction par sa rupture, et le passage des intestins au travers. Le cas n'est pas fréquent, mais il a été signalé par J. L. Petit et Boyer. Quand il arrive, l'étranglement siége sur un point variable, mais toujours dans le corps de la hernie. Des brides formées à l'intérieur du sac, à la suite d'inflammation et de péritonite partielle, peuvent être disposées dans la cavité, de manière à gêner et à étrangler les viscères.

Parties contenues. — L'épiploon peut étrangler l'intestin, et l'intestin peut s'étrangler lui-même, sans que dans ces deux cas, les ouvertures de la paroi abdominale et du sac soient pour rien dans la constriction. L'épiploon étrangle de plusieurs manières :

Par sa rupture. — Cette partie peut se déchirer sous l'influence d'un effort, et l'anse intestinale passer dans la déchirure où elle s'étrangle. Le passage a lieu quelquefois sans constriction et sans accident, comme dans un fait rapporté par Scarpa (1) ; et si l'étranglement arrive, ce sera subitement comme pour la hernie ombilicale dont a parlé Baudelocque, ou bien au bout d'un temps plus ou moins long, par suite de l'épaississement que subit le contour de la déchirure, comme dans l'exemple de hernie inguinale cité par Arnaud (2), et dans celui de hernie crurale cité par Callisen.

Par adhérences au sac. — Ces adhérences se présentent sous plusieurs formes : tantôt l'épiploon ne descend pas jusqu'à la partie la plus inférieure de la tumeur, adhère solidement à droite et à gauche, à la partie interne du sac, et représente une bande transversale, au-dessus de laquelle l'intestin s'engage ; tantôt descendant plus bas à droite et à gauche, que vers la partie moyenne, forme une sorte d'arcade plus ou moins étroite, ou bien revenu sur lui-même et rétréci, se dispose en une bande longitudinale qui passe sur l'anse d'intestin, et peut l'étrangler dans le cas où celle-ci s'enflamme et devient plus volumineuse ; d'autres fois encore, l'épiploon est entortillé autour de l'intestin, de manière à l'embrasser vers la racine de la tumeur, par un demi-cercle. On peut lire dans l'ouvrage de Scarpa la description détaillée de toutes ces particularités

---

(1) Traité des hernies, page 181.
(2) Mémoires de chirurgie, tome II.

qui sont le résultat de légères inflammations adhésives de la séreuse, et qui se présentent sous une foule de variétés inuliles à décrire.

Je dois noter cependant, à cause de sa bizarrerie, le fait dans lequel l'épiploon était divisé en deux portions, l'une passant en avant de l'anse intestinale herniée, l'autre restant dans le ventre, en arrière du mésentère. Une bride fibreuse partie de la première, pour aller s'attacher à la seconde, formait une anse à concavité supérieure, sur laquelle l'intestin s'était étranglé. (Scarpa).

Par suite d'altération — On sait que dans les hernies anciennes de l'épiploon, cet organe subit souvent une transformation comme fibreuse, qui lui donne plus de dureté et de résistance. Cette disposition coïncidant ou non avec des adhérences anormales, peut jouer un certain rôle dans la constriction. M. Velpeau a vu l'épiploon représenter un cylindre creux et dur au milieu duquel une anse de l'iléon s'était étranglée.

Dans un autre cas, le même observateur a trouvé une masse épiploïque du volume d'un gros œuf de poule, qui avait été la cause du même accident.

L'intestin s'étrangle lui-même, lorsqu'il se contourne dans la hernie, de manière à déterminer une compression des deux bouts l'un par l'autre, au niveau du point le plus étroit du sac, c'est alors une espèce de volvulus dans une hernie, ou bien lorsque l'appendieu cœcal est disposé en manière de bride par des adhérences anormales.

En résumé, l'étranglement par les parties contenues est beaucoup plus rare que l'étranglement par les parties contenantes, et ce dernier a plus rarement son siége au niveau du corps de la hernie qu'au niveau de sa racine. Dans ce point il est produit par les anneaux fibreux ou par le collet du sac. Mais quel est le plus fréquent des deux? La proposition établie par Dupuytren est-elle juste? Bien que nous n'ayons pas encore tous les éléments nécessaires pour juger cette question, cependant, si nous faisons attention que la hernie crurale s'étrangle plus souvent par le collet du sac, si nous réfléchissons que la hernie ombilicale s'étrangle presque toujours par un anneau fibreux, même en admettant que la hernie inguinale s'étrangle plus souvent par le collet, on arrive à cette conclusion que l'étranglement par les anneaux fibreux est au moins aussi commun que l'étranglement par le collet du sac ; et je dois faire ici une dernière réflexion. Cette étude, la détermination du siége de la constriction, n'a d'utilité véritable que pour un seul point de l'histoire de la hernie, celui de l'opération sans ouverture du sac.

Du Mécanisme de l'Étranglement.

Après avoir montré le siége, voyons un peu comment il se fait. Pour répondre à cette question intéressante qui n'a peut-être pas été examinée sous toutes ses faces, j'entrerai nécessairement un peu dans les détails des circonstances diverses au milieu desquelles l'étranglement arrive.

A. Les anneaux fibreux peuvent seuls opérer l'étranglement quand celui-ci apparaît au moment où la hernie apparaît. Alors, en effet, le collet du sac n'a pas eu le temps nécessaire pour subir les transformations dont nous avons parlé plus haut; il est mince et extensible, impropre à faire un étranglement. Voici, dans ce cas, ce qui arrive : Par l'effort violent que produit le déplacement, l'intestin ou l'épiploon vient dilater l'anneau et passe; puis l'anneau qui a été dilaté, revient sur lui-même en vertu de son élasticité, et peut-être aussi par l'action musculaire; il est alors trop étroit, relativement au volume des parties déplacées, il les serre et les étrangle; le mécanisme est tout simple et se conçoit bien.

Cependant M. Malgaigne a contesté l'existence de cas pareils; il refuse ceux que lui oppose M. Diday et que cet auteur avait empruntés à la clinique de Pelletan, à l'ouvrage de Leblanc, sur la manière d'opérer les hernies, et à plusieurs recueils périodiques,

Mais voyons les raisons. Il y a peu d'observations dans la science, dit M. Malgaigne, et le petit nombre de celles que l'on cite n'est pas authentique ; rien ne prouve que la hernie n'existait pas à l'insu du malade. Il y a peu d'observations dans la science, personne ne le conteste, et la raison en est toute simple ; d'abord on reconnaît que le fait n'est pas fréquent, et ensuite il peut avoir existé un certain nombre de fois sans pour cela qu'il soit consigné dans les livres. D'un autre côté il résulte des travaux de M. Malgaigne que l'on n'a guère un étranglement par le collet du sac, si l'on n'a pas porté un bandage.

Or, ces malades-là assurément, n'avaient point porté de bandages puisqu'ils ne savaient point avoir de hernie, ils n'ont point eu d'étranglement par le collet ; ils ont donc eu un étranglement par l'anneau fibreux. Toutefois M. Malgaigne ne refuse pas l'étranglement de la hernie inguinale au moment où elle se montre pour la première fois ; il pense seulement que la constriction est alors produite par un rétrécissement de la tunique vaginale non oblitérée. Il est vrai que les choses se passent souvent ainsi, mais comment prouver qu'elles ne se sont jamais passées autrement, surtout chez les femmes où la persistance du canal de Nuck est si rare ? D'ailleurs, ne pourrait-on pas dire à M. Malgaigne : vous avez nié ces faits parce que vous refusiez l'étranglement par les anneaux fibreux ; aujourd'hui vous voulez bien que les étranglements par les orifices du fascia cribriformis soient communs. Là, du moins, pour la hernie crurale, vous n'avez plus besoin de nier l'étranglement immédiat, et vous l'accordez puisqu'il a cessé de vous embarrasser. Or, nous qui croyons bien démontré, l'étranglement par les anneaux inguinaux, nous n'avons pas besoin de mettre en doute un étranglement immédiat ; seulement nous reconnaissons que ce point mérite de nouvelles observations anatomiques.

L'étranglement peut encore être produit par un anneau fibreux, lorsque la hernie existant depuis un certain temps, mais n'ayant pas été contenue par le bandage, il s'échappe tout à coup une portion de viscères plus considérable que celle qui sortait primitivement ; c'est une anse plus longue d'intestin, avec une portion plus large du mésentère, une quantité plus grande d'épiploon.

La hernie qui jusque-là avait été purement intestinale ou épiploïque, devient tout à coup entero-épiploïque. Le mécanisme dans ces cas est le même que dans le premier. L'anneau soumis brusquement à une dilatation plus grande qu'à l'ordinaire, revient sur lui-même en vertu de son élasticité et fait une constriction. Mais ici un point épineux se présente : est-il nécessaire qu'il sorte une quantité de viscères plus considérable qu'à l'ordinaire ? Il me paraît que l'addition d'une nouvelle partie dans la hernie n'est pas indispensable parce que l'anneau fibreux a peut-être diminué depuis un certain temps.

B. Le mécanisme de l'étranglement par le collet du sac peut ressembler encore au précédent, c'est-à-dire que le collet, épaissi et rétréci, se laisse dilater par l'intestin qui s'échappe, et, se resserrant ensuite, l'étreint plus ou moins fortement.

Mais est-il possible que la hernie étant habituellement non réduite, le collet produise encore un étranglement ? La chose est extrêmement douteuse ; car d'abord, si les viscères sont ordinairement sortis, le péritoine est élargi, les plis du collet sont effacés, et d'un autre côté le malade ne porte pas de bandage ; nous n'avons donc pas les conditions en vertu desquelles le collet devient propre à la constriction ; et si j'ai posé cette question, c'est que dans les cas où l'étranglement par le collet a lieu sur des hernies non réduites, il n'est pas toujours aisé de comprendre comment il arrive, et que peut-être de nouvelles recherches sont nécessaires sur ce point.

C. Dans le mécanisme dont je viens de parler, l'étranglement est la chose primitive, puis consécutivement il est le point de départ d'une inflammation assez vive. Mais plus souvent peut-être l'étranglement n'arrive pas de cette manière, et au lieu de précéder l'inflammation, il en est la consé-

,quence. Ici le mode de production et le mécanisme sont encore variables. Quelquefois c'est en sortant que le viscère s'enflamme ; l'espace est trop étroit ; irrité et pressé douloureusement dans cet espace, l'intestin se gonfle, les parois s'épaississent, l'épiploon s'il y en a se tuméfie lui-même, et un moment arrive où les parties herniées, plus volumineuses, rencontrent au niveau du point le plus rétréci de la hernie, un obstacle à leur tuméfaction. Cet obstacle apporté d'ailleurs par le collet ou par l'anneau fibreux, ne permet pas aux viscères de se dilater suffisamment.

Bientôt alors, la circulation est gênée, la réduction devient impossible ; il y a étranglement. Dans ces cas, ainsi qu'on l'a fort bien dit, ce sont les viscères qui vont s'étrangler eux-mêmes.

Ou bien la hernie est sortie depuis un certain temps, rien de nouveau ne vient s'y ajouter ; mais cette hernie s'enflamme, soit par l'action d'une violence extérieure, soit par le séjour d'un corps étranger dans l'anse intestinale, soit même spontanément, et les choses se passent comme tout à l'heure.

D. Ce ne sont pas là les seules circonstances dans lesquelles les viscères déplacés vont en quelque sorte au-devant de l'étranglement, cela arrive encore dans les cas d'engouement et de distension par les gaz.

L'engouement, tel que Goursaud l'a compris le premier, est la distension d'une anse intestinale herniée par les matières alimentaires plus ou moins digérées. D'après cet auteur, quand la distension n'est pas très grande, il en résulte simplement une gêne qui se caractérise par de la douleur, quelques vomissements et une légère constipation ; puis, quand la distension est plus considérable, le volume de l'intestin peut être devenu assez grand pour qu'il s'étrangle.

Cette théorie de l'engouement a beaucoup embarrassé les chirurgiens ; presque tous ont essayé de décrire, dans des articles séparés, l'engouement et l'étranglement, et il est fort aisé de voir que les descriptions se ressemblent, et que les symptômes sont les mêmes à l'intensité près, cette intensité étant moindre dans le premier que dans le second.

Boyer s'y est pris d'une autre manière : il a parlé de l'engouement dans son article étranglement, il a dit que la hernie pouvait s'étrangler par engouement, la distension de l'intestin amenant une inflammation, comme dans les cas signalés plus haut. En effet, si réellement l'accumulation des matières fécales dans l'intestin est pour quelque chose dans l'étranglement, c'est en déterminant une inflammation. Mais la chose est-elle aussi fréquente que les auteurs semblent le dire généralement ? M. Mal-

gaigne a bien posé cette question, et il l'a résolue
par la négative ; il a eu l'occasion d'observer à
Bicêtre un grand nombre de vieillards avec des hernies volumineuses, circonstance regardée comme
favorable à l'engouement, et il n'a jamais constaté
l'accumulation des matières stercorales. D'un autre
côté, si on se rappelle les cas de hernies étranglées
à l'opération desquelles on a assisté, on ne se sou-
vient pas d'avoir souvent noté le fait ; si on consulte
les observations consignées dans les livres, on la
trouve à peine signalée.

Nous pensons donc que l'engouement est rare,
et surtout l'engouement comme point de départ d'une
constriction qui gêne la circulation sanguine ; n'ou-
blions pas cependant qu'il a lieu quelquefois. M.
Goyrand d'Aix a trouvé, chez un enfant, l'anse
intestinale étranglée pleine de matières fécales ;
au milieu des faits rapportés par O'Beirne (1), un
cas dans lequel des excréments solides et durcis
remplissaient la cavité de l'intestin étranglé.

La distension de l'intestin par des gaz est encore
une cause d'étranglement. M. O'Beirne (loco cit.)
a particulièrement insisté sur cette variété qu'il
regarde comme fréquente.

Il résulte de tout ce qui précède, qu'on ne doit
pas, pour admettre l'étranglement réel d'une anse

---

(1) Dublin *Journal of med.* Sept. 1888.

intestinale , regarder comme nécessaire une constriction portée jusqu'à l'oblitération de son calibre.

Nous verrons apparaître comme symptômes presque constants de l'étranglement la constipation et le vomissement, et on aurait tort de croire que ces symptômes supposent l'oblitération dont je parle; l'obstacle au passage des matières stercorales y prend une large part sans doute, mais nous verrons aussi la péritonite avoir une grande influence. Ce que je veux établir ici, c'est que le degré de constriction est variable : dans certains cas l'étranglement est très serré, l'intestin est oblitéré complétement, dans d'autres il est moins serré, l'intestin reste plus ou moins perméable, et dans d'autres enfin, l'étranglemet est peu serré, il est très faible, le calibre de l'intestin n'est pas fermé, mais il y a gêne à la circulation sanguine et à celle des matières stercorales.

E. Richter de son temps a admis sous le nom d'étranglement spasmodique un autre mécanisme; il a dit : « l'anneau fibreux est à la vérité tendineux ; mais ses fibres tendineuses étant continues aux fibres charnues, lorsque ces dernières se contractent, leur action s'étend nécessairement aux fibres tendineuses qui forment l'anneau. Si par une cause quelconque les fibres du muscle grand oblique se raccoursissent avec force, l'anneau doit se rétrécir. » (1).

M. Velpeau et A. Cooper ont admis, que l'action des muscles abdominaux pouvait bien contribuer pour quelque chose à la formation de l'étranglement, mais par un mécanisme un peu différent de celui qu'a décrit Richter ; ils ont montré que dans certaines portions du corps, les ouvertures aponévrotiques et les fibres musculaires étaient relâchés, et permettaient l'issue de la hernie inguinale, puis, qu'une autre position arrivant, ces parties se tendaient, et resserraient ainsi l'ouverture.

Mais il y a loin de là à une constriction spasmodique, et, en tout cas, l'action musculaire ne peut pas, à elle seule, être cause de l'étranglement; si elle y concourt c'est d'une manière trop secondaire pour justifier une variété spéciale du moins dans l'état actuel de la science.

En résumé, les auteurs avaient admis trois espèces d'étranglement qu'ils appelaient *inflammatoire, par engouement* et *spasmodique*. Je crois qu'il faut seulement conserver le premier ; telle est aussi l'opinion de M. Broca, qui l'a soutenue avec un plein succès dans une thèse de concours pour l'agrégation.

Mais il est indispensable d'admettre des degrés

---

(1) Richter, traité des hernies.

variables de constriction que l'on pourra désigner
sous les noms d'étranglements brusques ou lents,
eu égard au mode d'apparition de celui-ci.

Telle est, à mon avis, la manière la plus con-
forme, à la pratique chirurgicale, d'interpréter
l'étranglement dans les hernies et d'en établir le
siége.

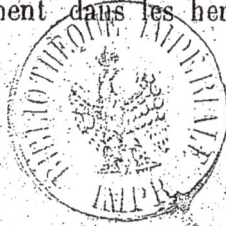